AF586830

NOTICES

Sur les Médicaments nouveaux approuvés par l'Académie de Médecine, rendus au domaine public, et sur ceux formulés au Codex.

MEMENTO

DU MÉDECIN PRATICIEN

OU

RÉSUMÉ DES CONNAISSANCES USUELLES

De matière médicale, de thérapeutique & d'hygiène domestique

d'après les plus célèbres Médecins des temps anciens et modernes : ALIBERT, ANDRAL, BOUILLAUD, BOYER, BRETONNEAU, BROUSSAIS, CRUVEILHIER, GALLIEN, HYPPOCRATE, HELVÉTIUS, MAGENDIE, RICORD, TROUSSEAU, VELPEAU, *etc., etc.*

à la

Pharmacie rationnelle centrale

DE HUREAUX

4, Faubourg Poissonnière, 4.

(Cour de la Maison)

A PARIS.

AVANT-PROPOS.

Pour soulager la mémoire du médecin, on a rappelé, dans un cadre restreint, les propriétés et les vertus des médicaments les plus usités de la matière médicale.

Ce *Memento* est essentiellement *pratique* et *manuel :* Il est l'expression matérielle des doctrines qui ont en leur temps agité le monde médical et des pratiques populaires fécondées par l'art.

La première partie, résume les propriétés des médicaments les plus employés.

La deuxième partie, comprend la nomenclature des maladies et indispositions les plus ordinaires, suivies de numéros concordant avec la deuxième partie et renvoyant aux remèdes prescrits pour leur guérison, d'après les meilleurs auteurs et l'expérience de tous les temps.

PREMIÈRE PARTIE.

—

NOTICES

SUR LES

MÉDICAMENTS LES PLUS USUELS

DE LA MATIÈRE MÉDICALE.

—

Cette partie comprend tous les médicaments nouveaux approuvés par l'Académie de Médecine, et les préparations pharmaceutiques formulées au *Codex*, dont l'efficacité réelle a triomphé de l'oubli du temps : elle résume et vulgarise les éléments de la thérapeutique dégagée de tout système ; elle oppose à la stérilité des discussions dogmatiques, le langage fécond de la vraie science et de l'intuition médicales fruit de quarante siècles d'études et d'observations, dépôt inépuisable des forces et des secrets de la nature, que la mode asservit trop souvent à ses caprices, que l'ignorance ou l'orgueil scientifique sacrifie à ses petitesses, que l'intérêt de corps retient dans l'ombre, et que l'intérêt général nous commande de remettre en lumières, afin que personne n'oublie plus que ces conquêtes de l'art de guérir sont le patrimoine des malades.

1 **Acétate d'Ammoniaque.** Dissipe les symptômes de l'ivresse ; stimulant diffusible ; efficace contre le choléra, la goutte et le rhumatisme chroniques ; diurétique, etc.

2 **Alcali volatil** (*Ammoniaque médicinale*). Usité contre la morsure des

animaux vénéneux, la piqûre des insectes; appliqué sur la peau, il est vésicant, etc.

3 **Alcool camphré.** En frictions dans les douleurs rhumatismales, etc.

4 **Alun médicinal.** En injections, contre les flueurs blanches; tonique, astringent, etc.

5 **Anis dragéfié.** Efficace contre les gaz intestinaux, les crampes d'estomac, la diarrhée séreuse, etc.

6 **Bain de Barèges** *au Sulfure de Potasse*. (Voir le nº 170.)

7 **Baume d'Arcéus.** Ravive, nettoie et cicatrise les plaies anciennes, etc.

8 **Baume du Commandeur.** En compresses sur les plaies et les coupures récentes, pour raffermir les chairs, etc.

9 **Baume** *contre les engelures*, etc.

10 **Baume de Fioraventi.** En collyre vaporeux, pour fortifier la vue; en frictions, dans la paralysie, le rachitisme, etc.

11 **Bain hygiénique.** Donne du ton, de la souplesse et de la blancheur à la peau; fortifie le corps, etc.

12 **Baume nerval.** Contre le rhumatisme, la goutte, l'impuissance pré-

maturée, les faiblesses musculaires, les engourdissements des membres, etc.

13 **Baume Opodeldoch.** Prescrit en frictions, dans les douleurs froides, les rhumatismes, etc.

14 **Baume Tranquille.** En topique ou en frictions, dans les viscéralgies goutteuses ; en injections, dans les maux d'oreille, etc.

15 **Cachou en grains.** Contre le ramollissement des gencives, la fétidité de l'haleine, etc.

16 **Capsules au Cubèbe.** Contre les écoulements dans la gonorrhée, etc.

17 **Capsules au Copahu** *gélatineuses*. Elles masquent la saveur et l'odeur du copahu, dont les propriétés sont bien connues, etc.

18 **Capsules au Copahu** *glutineuses*. Elles ne causent aucun renvoi de l'estomac, parce que l'enveloppe de gluten ne s'ouvre que dans l'intestin, etc.

19 **Capsules à l'Huile de Ricin.** Excellent moyen de se tenir le corps libre et de dissiper la constipation inflammatoire, etc.

20 **Capsules au Goudron** *liquide*. (Voir, pour les propriétés, le n° 82.)

21 **Cérat au Beurre de Cacao.** Adoucissant et émollient dans les ger-

çures des lèvres, des seins, etc.; calme les inflammations locales, sert aux usages de la toilette, etc.

22 **Chlorure d'Oxyde de Sodium.** Purifie les lieux infects; usité dans le pansement des ulcères indolents, etc.

23 **Chocolat digestif** *ferrugineux.* Analeptique et tonique; il convient aux enfants, aux convalescents et à tous les tempéraments affaiblis, etc.

24 **Cigarettes pectorales.** Les douleurs se calment; la phthisie elle-même ralentit ses progrès, au contact de ses fumées bienfaisantes, etc.

25 **Cigarettes** *pectorales* **iodées.** Elles joignent aux propriétés spécifiques de l'iode une action spéciale, calmante, dans la phthisie et les affections chroniques de la poitrine.

26 **Clous fumants.** Pour parfumer l'air des appartements ou masquer des émanations incommodes, etc.

27 **Cold Cream.** Donne de la blancheur et de la souplesse à la peau; enlève le feu du rasoir, etc.

28 **Collyre** *de Pierre Divine.* Employé avec succès contre l'atonie, la rougeur chronique des paupières, etc.

29 **Compresses en Papier.** Plus

économiques et plus spongieuses que le linge, pour le pansement des vésicatoires, dont elles absorbent mieux les produits de la sécrétion, etc.

30 **Diascordium.** Excellent remède pour combattre la diarrhée, surtout en temps de choléra, etc.

31 **Dragées d'Aloës.** Jouissant de toutes les propriétés de l'aloës, sous la forme séduisante de bonbons ; usitées contre la constipation, etc.

32 **Dragées Antecibum** ou *Grains de Vie*. Leur nom rappelle qu'elles excitent l'appétit, etc.

33 **Dragées antichlorotiques** ou *Pilules*. Efficacité constante dans les pâles couleurs, etc.

34 **Dragées digestives de Vichy.** A la fois stomachiques, toniques, diurétiques ; elles avivent l'appétit, neutralisent les acidités de l'estomac et rétablissent la fraîcheur de la bouche, etc.

35 **Dragées de Belloste** ou *Pilules*. Purgatif employé avec succès dans les maladies secondaires vénériennes, etc.

36 **Dragées de Bontius** ou *Pilules* Purgatif drastique ; usité dans l'hydropisie, la paralysie, la goutte, etc.

37 **Dragées de Calomel.** Purga-

tives, vermifuges; souvent employées pour les enfants, etc.

38 **Dragées de Carbonate ferreux.** Elles guérissent les pâles couleurs, les pertes blanches, et fortifient les tempéraments faibles, etc.

39 **Dragées de Charbon** *végétal médicinal.* Contre les affections nerveuses de l'estomac et des intestins, les migraines et les pesanteurs qui dépendent des mauvaises digestions, etc.

40 **Dragées de Copahu, Cubèbe, Fer et Ratanhia.** Prescrites contre les blennorrhées, etc.

41 **Dragées de Cynoglosse** ou *Pilules.* Calmantes dans le catarrhe, la bronchite aiguë et la phthisie, dans les cas d'insomnie, etc.

42 **Dragées écossaises** ou *Pilules purgatives d'Anderson dragéfiées.* Elles produisent de fortes évacuations; font disparaître l'amertume de la bouche, les aigreurs, les pesanteurs d'estomac, les maux de tête, le malaise, etc.

43 **Dragées d'extrait d'Opium.** Elles procurent du sommeil, diminuent la sensibilité dans les affections aiguës, etc.

44 **Dragées de fer réduit** *par l'Hydrogène.* (Voir le n° 80.)

45 **Dragées d'Iodure de Fer.** Contre la débilité, l'appauvrissement du sang, les maladies lymphatiques et scrofuleuses, la chlorose, les pertes blanches, le goître, le rachitisme, etc.

46 **Dragées de Lactate de Fer.** Elles fortifient l'estomac, rendent du ton à ses fibres; réparent le sang, raniment la vie des organes, etc.

47 **Dragées de Magnésie calcinée.** (Voir le n° 104.)

48 **Dragées de Méglin.** Contre les névralgies de la tête, de l'estomac, et les accidents hystériques, etc.

49 **Dragées de Rhubarbe.** Donnent de l'appétit, fortifient l'estomac; purgatives à dose élevée, etc.

50 **Dragées de Bismuth** (*Sous-Nitrate*). Contre les malaises et les coliques nerveuses de l'estomac, la diarrhée chronique, etc.

51 **Dragées de Sous-Carbonate de Fer.** (Voir les nos 38 et 80.)

52 **Dragées de Sulfate de Quinine.** Toniques, fébrifuges par excellence; efficaces contre les névralgies, etc.

53 **Dragées vermifuges de Semen-Contra.** Prescrites avec suc-

cès contre les lombrics et les ascarides vermiculaires, etc.

54 **Dragées au Valérianate de Zinc.** Administrées avec succès contre les affections spasmodiques, les névroses, les névralgies de la face, l'épilepsie, l'hypocondrie, etc.

55 **Eau de Botot.** Donne du ton aux gencives, de la fraîcheur à la bouche; prévient la perte des dents, etc.

56 **Eau de Cologne.** Employée dans les usages ordinaires de la toilette, etc.

57 **Eau de Fleurs d'Oranger.** Contre les affections nerveuses et spasmodiques, etc.

58 **Eau hémostatique.** Cicatrise promptement les plaies récentes et raffermit les chairs, etc.

59 **Eau de Lavande** *ambrée*. Sert aux usages ordinaires de la toilette, etc.

60 **Eau de Mélisse des Carmes.** Efficace chez les personnes nerveuses disposées aux vapeurs, étouffements, défaillances; aux palpitations de cœur, à la migraine, etc.

61 **Eau de Menthe.** Stimule le système nerveux; ranime les organes dans les flatuosités, les vomissements spasmodiques, le choléra, etc.

62 **Eau de Roses.** En collyre, pour calmer l'inflammation des yeux, etc.

63 **Eau sédative.** En compresse sur le front, contre la migraine, etc.

64 **Eau de Sedlitz.** Purgatif sûr et rafraîchissant, etc.

65 **Eau vulnéraire.** A l'intérieur, à la suite de coups ou de chute ; ou en fomentations, sur les contusions, etc.

66 **Eau-de-Vie camphrée.** En frictions sur les contusions, entorses, etc.

67 **Élixir de Garùs.** Excitant, stomachique, fortifiant l'estomac à la suite des repas, etc.

68 **Élixir des Jacobins** *de Rouen.* Prévient l'apoplexie ; il ranime la circulation suspendue dans la défaillance, la léthargie, la syncope, etc.

69 **Élixir de longue Vie.** 10 à 15 grammes, le matin à jeûn, ou avant le repas ; purgatif, tonique, vermifuge et bon stomachique, etc.

70 **Élixir anti-glaireux** (*Teinture purgative du* Codex, *édulcorée*). Remède puissant contre les affections qui tiennent à la présence des glaires et des mucosités, etc.

71 **Elixir antilaiteux** *de Courcelles.*

Pour faire passer le lait des nouvelles accouchées, etc.

72 **Émétique** *dosé par granules d'un centigramme.* Vomitif, purgatif; employé avec succès contre le croup, sous la direction du médecin, etc.

73 **Emplâtre vésicant.** On en étale sur un morceau de sparadrap de la grandeur du vésicatoire qu'on veut établir, etc.

74 **Esprit d'Ambre gris.** Excitant de l'appareil génital, emménagogue, aphrodisiaque, etc.

75 **Esprit de Cochléaria.** Usité dans le scorbut, le ramollissement des gencives, etc.

76 **Esprit de Menthe.** Employé comme rince-bouche après les repas, etc.

77 **Esprit de Vanille.** Parfum; augmente les actions vitales, éveille l'excitabilité des organes, etc.

78 **Éther sulfurique.** (Vr le no 157.)

79 **Extrait de Saturne.** Étendu dans l'eau, en injections, contre les flueurs blanches, etc.

80 **Fer réduit** *par l'Hydrogène.* Toutes les préparations de fer donnent du ton et de la force aux organes. Le fer rend le sang plus plastique, plus vif; déve-

loppe la fréquence du pouls, accroît l'énergie de toutes les fonctions et convient dans toutes les maladies avec débilité ou inertie des organes. Le *fer réduit* a, sur les autres préparations, l'avantage d'être mieux supporté par l'estomac, etc.

81 **Gomme blanche** *choisie et cassée.* Pectorale, émolliente, adoucissante.

82 **Goudron de Norwége.** L'eau de goudron est efficace dans les catarrhes chroniques de la vessie et des poumons, l'asthme, la gastrite chronique, les maladies de la peau, etc.

83 **Graine de Moutarde blanche.** Vantée dans les digestions laborieuses, avec constipation; elle justifie sa réputation, etc.

84 **Grains de Santé.** Contre les maux d'estomac, les vents, la constipation, les embarras intestinaux, qui agacent les nerfs, causent la mélancolie, etc.

85 **Granules d'Atropine.** Contre la toux rebelle et convulsive, la coqueluche, l'asthme, le croup, la dyssenterie, l'hystérie, les hallucinations, etc.

86 **Granules de Digitaline.** Contre les battements de cœur; puissant diurétique, etc.

87 **Granules de Morphine.** (Voir, pour les propriétés, les nos 43 et 160.)

88 **Granules de Strychnine.** Dans le traitement des paralysies, de l'amaurose, de l'épilepsie, ne jamais les employer sans la direction d'un médecin, etc.

89 **Huiles de Foie de Morue** *naturelles Blanche et Blonde.* Dépuratifs doux et fortifiants, propres aux tempéraments débilités par des toux anciennes et rebelles. Ces huiles arrivent directement des ports d'Islande, etc.

90 **Huile iodée.** Contre les humeurs froides, les scrofules, les affections de poitrine, la phthisie, le rachitisme, le carreau, les maladies de la peau, etc.

91 **Huile de Ricin.** Purgatif doux et sûr, pouvant être employé même quand il existe une irritation des voies digestives, etc.

92 **Injection** *de Pierre Divine.* Prescrite contre les blennorrhées rebelles, etc.

93 **Injection de Tannin.** Contre les écoulements muqueux atoniques, etc.

94 **Iodure de Potassium.** Héroïque et précieux dans les infections syphilitiques contre lesquelles les mercuriaux sont sans pouvoir. On l'emploie beaucoup aussi comme fondant contre le goître, les scrofules, les engorge-

ments lymphatiques, les indurations glandulaires et squirrheuses, etc.

95 **Kousso.** Employé avec succès contre le ver solitaire, etc.

96 **Liniment narcotique.** Remède précieux pour calmer les maux d'oreille, les douleurs névralgiques et les démangeaisons rebelles, etc.

97 **Looch concentré,** *conservable.* On le délaie par agitation dans un verre ou 125 grammes d'eau, qu'on prend par cuillerées comme calmant et rafraîchissant, etc.

98 **Lait de Fard.** Donne de la blancheur au teint et n'a pas, comme le Blanc de Fard, l'inconvénient de noircir sous l'influence des exhalaisons sulfureuses. etc.

99 **Laudanum de Sydenham.** Employé en cataplasmes calmants, et contre le coryza, etc.

100 **Limonade purgative** *au Citrate de Magnésie.* Purgatif doux, sûr et agréable, etc.

101 **Liqueur stomachique carminative.** Un petit verre après les repas, pour chasser les vents et dissiper les coliques flatulantes, etc.

102 **Liqueur de Vanswiéten.** Em-

ployée avec succès dans les maladies vénériennes constitutionnelles, etc.

103 **Lycopode.** Employé pour saupoudrer les écorchures chez les personnes grasses et les enfants, etc.

104 **Magnésie calcinée** *anglaise.* Spécifique contre les renvois acides de l'estomac et les aigreurs de la bouche ; purgatif doux, à dose plus élevée: contre-poison des acides corrosifs, etc.

105 **Nitrate d'Argent,** ou *Pierre infernale.* Usité pour cautériser les plaies de mauvaise nature et les excroissances, etc.

106 **Onguent Canet.** Pour le pansement des plaies et ulcères, etc.

107 **Onguent Citrin.** En frictions : spécifique contre la gale ; employe contre la teigne, etc.

108 **Onguent de la Mère.** Suppuratif dans le pansement des abcès et des ulcères indolents, etc.

109 **Papier à Cautère.** Usité dans le pansement des cautères, etc.

110 **Papier chimique.** Contre la goutte, les rhumatismes, les douleurs, le lumbago, les névralgies, les brûlures, etc.

111 **Papier épispastique.** Il entretient les vésicatoires, sans odeur

et sans douleur ; il active et régularise la suppuration, etc.

112 **Paraguay.** Les douleurs de dents résistent rarement à une ou plusieurs applications *sur les surfaces cariées*, etc.

113 **Pastilles de Gomme** *liquide*. (Voir, pour les propriétés, le n° 120.)

114 **Pastilles de Guimauve.** Émollientes et rafraîchissantes, etc.

115 **Pastilles d'Ipéca.** Expectorantes etstimulantes des membranes respiratoires dans les catarrhes muqueux chroniques, etc.

116 **Pastilles rafraichissantes.** Excellentes pour calmer la soif, dans les voyages, etc.

117 **Pastilles de Soufre.** Contre les maladies de la peau, les dartres, etc.

118 **Pastilles de Tolu.** Administrées avec succès vers la fin des catarrhes pulmonaires, l'asthme, la phthisie, etc.

119 **Pastilles de Vichy.** (Mêmes propriétés que le n° 34.)

120 **Pâte de Guimauve** *candie*. Adoucissante et émolliente dans les irritations des voies digestives et respiratoires. La Gomme forme la base de toutes les pâtes pectorales.

121 **Pâte de Jujubes** *candie*. (Voir, pour les propriétés, le n° 120).

122 **Pâte de Lichen** *candie*. Le Lichen rend cette pâte très-émolliente. (Voir, pour les autres propriétés, le n° 120.)

123 **Pâte de Mou de Veau.** Depuis des siècles, les médecins regardent le Mou de Veau comme l'antidote naturel des irritations pulmonaires, des bronchites, des catarrhes, etc.

124 **Pâte de Nafé.** (Voir le n° 120.)

125 **Pâte pectorale** *balsamique*. Bonbon pectoral que plus de 30 années de succès ont rendu populaire et familier à ceux que tourmente la toux, etc.

126 **Pâte de Réglisse** *candie*. La Réglisse rend cette pâte rafraîchissante. (Voir, pour les autres propriétés, le n° 120.)

127 **Pilules de Carbonate ferreux.** (Voir les nos 38 et 80.)

128 **Pilules d'Iodure de Fer.** (Voir, pour les propriétés, le n° 45.)

129 **Pilules.** (Voir, pour toutes les autres Pilules, au mot : *Dragées*.)

130 **Pommade de Ratanhia.** Contre les ulcères atoniques, les engelures ulcérées, les gerçures du mamelon, les hémorroïdes, les fissures à l'anus, etc.

131 **Pommade de Belladone.**

Calme les inflammations de la peau, les irritations de l'anus et des parties sexuelles, à la suite des accouchements laborieux, etc.

132 **Pommade de Calomel.** En frictions sur le ventre, dans les scrofules, la syphilis; très-usitée contre les dartres et dans le pansement des chancres indolents, etc.

133 **Pommade camphrée.** En frictions, dans toutes les affections aiguës rhumatismales et goutteuses, etc.

134 **Pommade de Concombres.** Donne de la souplesse à la peau, de la fraîcheur au teint; adoucit les gerçures des lèvres, etc.

135 **Pommade de Dupuytren.** Prévient la chute des cheveux, etc.

136 **Pommade stibiée.** En frictions sur la poitrine, comme dérivatif des toux opiniâtres, de l'oppression, etc.

137 **Pommade d'Iodure de Potassium.** Fondante dans les engorgements lymphatiques, les tumeurs, les indurations, les glandes scrofuleuses, etc.

138 **Pommade de Désault.** Usitée contre les affections chroniques des yeux et des paupières, etc.

139 **Pommade opiacée.** Calme l'ir-

ritation dans le pansement des plaies douloureuses, etc.

140 **Pommade antidartreuse** *oxygénée*. Prescrite contre les dartres, etc.

141 **Poudre de Charbon** *végétal médicinal*. (Voir, pour les propriétés, le n° 39.)

142 **Poudre de Citrate de Magnésie.** (Voir le n° 100.)

143 **Poudre dentifrice** *au Quinquina et au Charbon*. Cette Poudre raffermit les gencives par son Quinquina, et blanchit les dents par le Charbon tendre de Peuplier qui en respecte l'émail, etc.

144 **Poudre diurétique** *rafraîchissante*. Mérite d'être plus souvent usitée dans les inflammations des organes génito-urinaires et des reins, pour aider à la sécrétion de l'urine, etc.

145 **Poudre d'Iris** *de Florence*. En sachet, dans les armoires, cette Poudre parfume le linge à la violette, etc.

146 **Poudre de Riz** *impalpable*. Pour saupoudrer la peau et mettre la sensibilité de l'épiderme à l'abri des intempéries, etc.

147 **Prises de Rhubarbe.** (Voir, pour les propriétés, le n° 49.)

148 **Racahout.** Aliment analeptique, de facile digestion ; émollient et rafraîchissant, etc.

149 **Rob dépuratif** (*Sirop de Sals. conc.;* Codex, 450). Célèbre dépuratif. Il faut placer en première ligne les maladies syphilitiques et les affections dartreuses, dont il est l'*antidote* le plus puissant et le plus doux, etc.

150 **Sirop antiscorbutique.** Excellent dépuratif, fortifiant les enfants lymphatiques et scrofuleux, etc.

151 **Sirop** *antiscorbutique* **iodé.** Souverain chez les enfants lymphatiques et scrofuleux, etc.

152 **Sirop de Digitale.** Spécifique contre les palpitations du cœur, etc.

153 **Sirop dépuratif** *à l'Iodure de Potassium.* (Réunit les propriétés du nº 165 à celles du nº 94.)

154 **Sirop d'Écorces d'Oranges amères.** Hygiénique et curatif ; tonique, antispasmodique ; stimulant les fonctions de l'estomac, etc.

155 **Sirop emménagogue** (*Armoise composée*). Remède efficace pour rétablir les menstrues, etc.

156 **Sirop d'Erysimum** *composé.* Dissipe l'enrouement, donne du ton à la voix, etc.

157 **Sirop d'Éther.** Contre les affections spasmodiques qui ont l'estomac pour siége : le hoquet, les coliques et vomissements nerveux ; l'hystérie, l'asthme, etc.

158 **Sirop de Gentiane.** Bon tonique et stomachique ; etc.

159 **Sirop de Lactucarium.** Exerce une puissante action sédative ; détermine un état de calme et de bien-être délicieux ; provoque un doux sommeil, sans excitation cérébrale, etc.

160 **Sirop de Morphine.** Provoque le sommeil, calme les douleurs, etc.

161 **Sirop pectoral de Désessart.** Efficace dans les affections des organes pulmonaires, contre la coqueluche, la toux rebelle ; rafraîchissant et très-légèrement purgatif, etc.

162 **Sirop d'Iodure de Fer.** Usité dans le traitement de la chlorose, de la phthisie, des flueurs blanches, des engorgements scrofuleux, etc.

163 **Sirop pectoral.** Une longue réputation atteste sa haute réputation dans les rhumes et affections de poitrine, etc.

164 **Sirop de Quinquina.** Tonique par excellence, il imprime à l'appareil digestif et à tout l'organisme un sen-

timent permanent de force et de vitalité, etc.

165 **Sirop de Salsepareille** *composé*. Employé dans les affections syphilitiques constitutionnelles, le rhumatisme chronique, les maladies de la peau, etc.

166 **Sirop de Tolu.** (Voir le n° 118.)

167 **Sirop de Vinaigre framboisé.** Le plus rafraîchissant des Sirops de fruits. En boisson, il tempère la surexcitation et calme la chaleur fébrile, etc.

168 **Sel de Vinaigre anglais.** On le donne à respirer dans la syncope, dans les assemblées nombreuses, etc.

169 **Sparadrap.** Utilisé, par son action adhésive, pour réunir les lèvres des plaies; usité contre les cors aux pieds, les abcès, les furoncles, etc.

170 **Sulfure de Potasse.** En bain, stimulant de la circulation; curatif, dans le traitement des maladies chroniques: goutte, rhumatismes, dartres, gale, etc.

171 **Tablettes de Menthe anglaise.** Elles procurent à la bouche et à l'haleine une fraîcheur extrême, etc.

172 **Taffetas** *rafraîchissant*. Calme les

démangeaisons, efface la rougeur dont le pourtour des vésicatoires ou des cautères peut devenir le siége, etc.

173 **Tannin.** Astringent énergique; usité dans les hémorrhagies, les flux ou écoulements muqueux atoniques; contre-poison de l'opium, de la morphine et des alcaloïdes végétaux, etc.

174 **Teinture d'Arnica.** En compresse, contre les effets des coups, chutes et commotions cérébrales, etc.

175 **Teinture de Benjoin.** Parfum tonique. Etendue dans de l'Eau de Roses, elle forme le *Lait virginal,* etc.

176 **Teinture de Quinquina.** Excellent tonique contre la chute des cheveux, etc.

177 **Thériaque de Venise.** Contre les gastralgies et entéralgies liées à l'état de chlorose; fait tolérer l'usage des ferrugineux, etc.

178 **Thés noir et vert** *mélangés.* Activent la circulation, favorisent la digestion, etc.

179 **Vin aromatique.** En lotions ou en injections, dans l'atonie des organes sexuels, etc.

180 **Vin de Colchique.** Efficace contre la goutte sciatique, l'hydropisie, les calculs, etc.

181 **Vin antiscorbutique.** (Mêmes propriétés que le Sirop du même nom, mais à un degré plus haut.)

182 **Vin amer de La Charité.** Diurétique précieux contre l'hydropisie passive et atonique, etc.

183 **Vin fébrifuge de Quinquina** *jaune*. Sa réputation l'a rendu populaire en France et à l'étranger. (Voir, pour les propriétés, le n° 52.)

184 **Vin de Quinquina** *au Bordeaux*. On emploie le Sirop de Quinquina quand l'estomac ne peut supporter le vin. (Voir le n° 164.)

185 **Vin de Quinquina** *au Malaga*. (Mêmes propriétés que le précédent, mais plus agréable et moins dur à l'estomac. (Voir le n° 164.)

186 **Vinaigre hygiénique.** Recherché pour les usages de la toilette, etc.

187 **Vinaigre de Roses** *composé*. Tonique et astringent. Il raffermit et conserve dans leur fraîcheur les tissus les plus délicats, etc.; usité en injections.

FIN DE LA PREMIÈRE PARTIE.

SECONDE PARTIE.

CONCORDANCE

DE

LA MATIÈRE MÉDICALE

AVEC LA THÉRAPEUTIQUE

Ou l'Art de guérir les Maladies avec le choix des Médicaments prescrits pour leur Traitement, d'après les plus grands Médecins : ALIBERT, ANDRAL, BOUILLAUD, BOYER, BRETONNEAU, BROUSSAIS, CRUVEILHIER, GALLIEN, HYPPOCRATE, HELVETIUS, MAGENDIE, RICORD, TROUSSEAU, VELPEAU, *etc.*, *etc.*

Pour consulter la table suivante des maladies, il suffit de savoir que leurs noms, classés par ordre alphabétique, sont suivis des chiffres qui reportent aux médicaments de la première partie prescrits pour les combattre.

EXEMPLE :

Pour les *Aigreurs*, on trouve à la suite de ce mot : 104, correspondant à *Magnésie calcinée* ; 50, aux *Dragées de sous-nitrate de bismuth* ; 70, à l'*Elixir anti-glaireux*.

Abcès, 108, 169.
Age critique, 54, 38, 154.
Agitations nerveuses, 54, 157, 159, 87

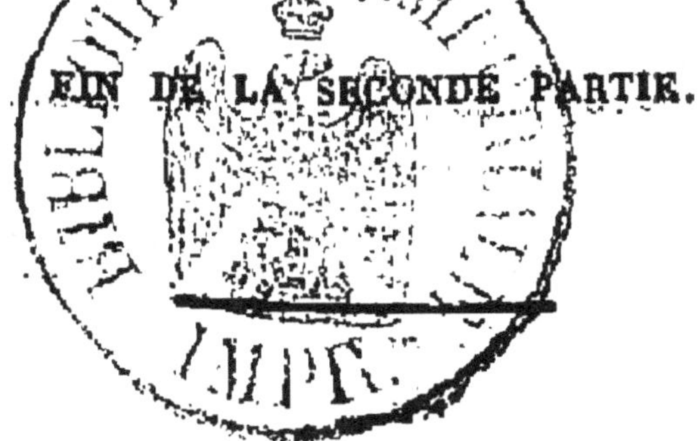

FIN DE LA SECONDE PARTIE.

IMPRIMERIE BEAULÉ, 10, RUE JACQUES DE BROSSE

www.ingramcontent.com/pod-product-compliance
Lightning Source LLC
LaVergne TN
LVHW052015160826
845678LV00003B/1067

* 9 7 8 2 3 2 9 6 4 8 3 1 6 *